AF336985

LES

DIX PREMIÈRES ANNÉES

DU

DISPENSAIRE DOLLFUS

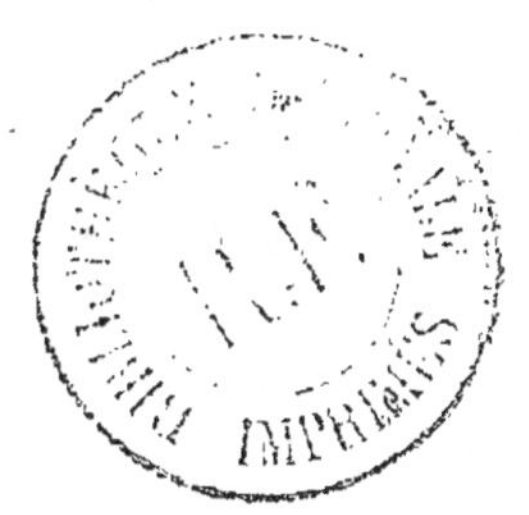

HAVRE

Imp^e Vve FRÉMONT, Rue Casimir-Périer. 31

1894

LES DIX PREMIÈRES ANNÉES

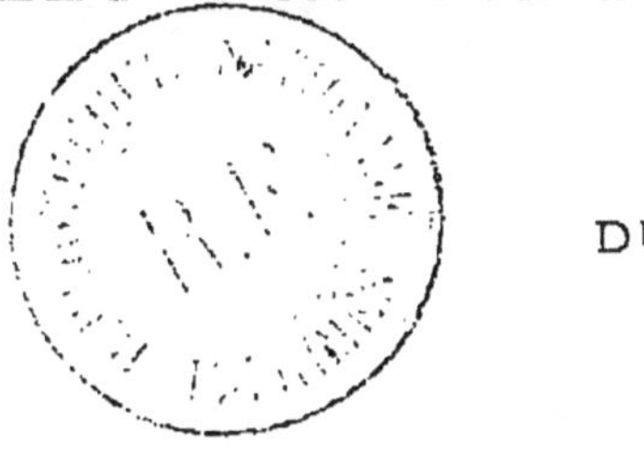

DU

DISPENSAIRE DOLLFUS

LES DIX PREMIÈRES ANNÉES

DU

DISPENSAIRE DOLLFUS

Inauguré le 6 Janvier 1884, le Dispensaire Dollfus compte aujourd'hui dix années d'existence. Très suivi dès le premier jour, il a vu sa clientèle augmenter progressivement pendant quelques années. et a atteint depuis deux ans son maximum d'activité. L'étude de cette longue période est intéressante ; elle nous permet d'établir la moyenne des malades venant chaque année demander des soins au Dispensaire. Cette moyenne, très élevée si on la compare à la population desservie, montre à quel besoin répondait la création de cet établissement dans un quartier aussi étendu et aussi pauvre que le canton Est.

C'est surtout à la clientèle des enfants que

s'appliquent ces observations ; c'est pour les enfants surtout que Madame Dollfus a créé le Dispensaire qui porte son nom, c'est à eux qu'il rend le plus de services. Les adultes ont à leur disposition, depuis quelques années, à chacun des deux hopitaux, une consultation externe calquée sur celle des Dispensaires et faisant avec elle double emploi ; — consultations avec délivrance de médicaments, pansements, petite chirurgie, etc. — La question d'éloignement est pour eux, dans le cas présent, insignifiante, l'un des hopitaux étant situé dans le canton Est. C'est le motif qui a fait diminuer au Dispensaire Dollfus le nombre des adultes traités. Depuis la création de ce service externe des hopitaux, les hommes ne sont plus admis que dans les cas où un retard de 24 heures leur serait préjudiciable. Cette mesure est également appliquée aux femmes sans enfants, qui peuvent facilement se déplacer. C'est pour cette raison que le chiffre des adultes inscrits au Dispensaire, qui était de 1,379 en 1886 et 1,393 en 1887, a diminué pour se fixer depuis quelques années autour de 800.

ENFANTS

Dès la première année, le chiffre des enfants inscrits s'élevait à 1,614.

Il a été

en 1885.........de	1,808
1886. .... »	2,167
1887......... »	2,161
1888......... »	2,084
1889......... »	1,959
1890......... »	1,892
1891......... »	1,868
1892......... »	2,244
1893......... »	2,236

Les enfants admis pendant l'année 1893, étudiée plus particulièrement, ont été, ainsi qu'il vient d'être dit, au nombre de 2,236, chiffre à peu près égal au chiffre maximum atteint en 1892.

De ces enfants

1,093 garçons
1,143 filles

———

14 habitaient le quartier St-François
216 le quartier de l'Eure

1,868 les environs du Dispensaire
46 les autres quartiers
92 les environs du Havre

———

444 avaient moins d'un an
292 d'un à deux ans
467 de deux à cinq ans
1,033 plus de cinq ans

———

Les causes d'admission les plus fréquentes ont été :

MALADIES GÉNÉRALES

Fièvre typhoïde..................... 43
Varicelle · 5
Coqueluche......................... 54
Misère physiologique, athrepsie........ 16
Syphilis............................ 12

———

MALADIES DE L'APPAREIL RESPIRATOIRE ... 287
MALADIES DE LA BOUCHE 111
DIARRHÉE, ENTÉRITE CHOLÉRIFORME...... 244
MALADIES DE LA PEAU NON CONTAGIEUSES. 172
MALADIES DE LA PEAU CONTAGIEUSES..... ...
Gale............................... 47
Teigne............................. 30

MALADIES LOCALES

Affections osseuses chroniques   24

Plaies et contusions   54

Abcès, phlegmons, inflammations   98

Fractures   5

Maladies des yeux   155

Maladies des oreilles   22

Carie dentaire (Extractions)   580

Hernies   9

Voici la distribution saisonnière de quelques-unes de ces affections :

	Janvier	Février	Mars	Avril	Mai	Juin	Juillet	Août	Septembre	Octobre	Novembre	Décembre	TOTAL
Mal. des voies respirat^res	31	26	49	39	25	15	10	8	3	13	43	25	287
Coqueluche	6	1	7	11	10	12	5	25	8	5	6	9	54
Maladies de la peau . .	15	20	19	17	14	20	15	12	8	10	9	13	172
Gale	1	12	3	7	1	7	3	1	1	—	9	2	47
Maladies des yeux . .	12	17	15	18	12	11	11	12	9	16	10	12	155
Diarrhée, Entérite . .	12	15	15	18	21	56	32	25	25	14	6	5	244

Il est à remarquer que, malgré la température insolite de l'année 1893, et la sécheresse qui a dû altérer la qualité du lait, le nombre des cas de diarrhée a été relativement moins élevé que pour les années précédentes dont le relevé a été fait.

Voici les chiffres :

1884 inscrits 1,614 — 226 diarrhées soit 14 0/0
1886   »   2,167 — 266   »   soit 12 0/0
1887   »   2,161 — 226   »   soit 10 0/0
1892 (choléra) 2,244 — 295   »   soit 13 0/0
1893 inscrits 2,236 — 244   »   soit 11 0/0

ADULTES

Le nombre des adultes inscrits a été de 805, 717 femmes, 88 hommes.

Les causes d'admission les plus fréquentes ont été :

Extractions de dents...... 230
Tuberculose pulmonaire........... . 21
Bronchites................. 46
Maladies de la peau 26
Abcès et inflammations 65
Plaies et contusions .... »...... 29
Fractures.................... 2
Diarrhée.................... 29
Affections des organes genito-urinaires . 13
Maladies des yeux 23
Chlorose........................ 13

Le tableau suivant permet de se rendre compte d'un seul coup d'œil des soins qui sont appliqués au Dispensaire soit pendant la consultation, soit en dehors d'elle.

ANNÉE 1893

Séances d'électrisation................... 163
Douches.............................. 657
Actions médicamenteuses (pansements
    divers, lotions, épilations, etc.)...... 6863
Bains............................... 761
Petites opérations.................... 32
Examens au spéculum................. 18
Applications de pointes de feu......... 18

Les dépenses ont été pour l'année de 8,500 fr. (en chiffres ronds) se décomposant ainsi :

    Personnel................. 5000
    Pharmacie................ 900
    Articles pour pansements.... 280
    Charbon.................. 700
    Frais d'entretien du batiment. 790
    Femme de journée, divers... 790

L'une des raisons qui ont favorisé le développement rapide des Dispensaires est la différence énorme que présente le prix de la journée de traitement dans ces établissements avec le même prix relevé dans les budgets des Hopitaux et des Bureaux de Bienfaisance. Il y a donc intérêt, pour donner la preuve de cette affirmation, à établir très exactement à combien revient cette journée. Cette évaluation a été obtenue pour l'année 1893, au Dispensaire Dollfus, de la manière suivante. La première semaine de chaque mois, l'entrée des malades venant pour la consultation ou pour des soins à recevoir a été notée chaque jour. — Les chiffres ainsi obtenus, nécessairement variables suivant les saisons, ont donné une moyenne de 77 entrées par jour, soit pour l'année entière, en défalquant les jours fériés, un total de 23,100 journées de traitement. Le prix de la journée est donc de 0 fr. 36.

Ces chiffres n'ont pas besoin de développement. Ils parlent par eux mêmes, et rendent suffisamment compte des services que le Dispensaire a rendus jusqu'ici et de ceux, plus étendus encore, qu'il rendra dans l'avenir.

Mars 1894   Dʳ Jean LORENTZ.

HAVRE

Imprimerie Vve Frémont, Rue Casimir-Périer, 31

www.ingramcontent.com/pod-product-compliance
Lightning Source LLC
LaVergne TN
LVHW051026060726
842524LV00007B/2757